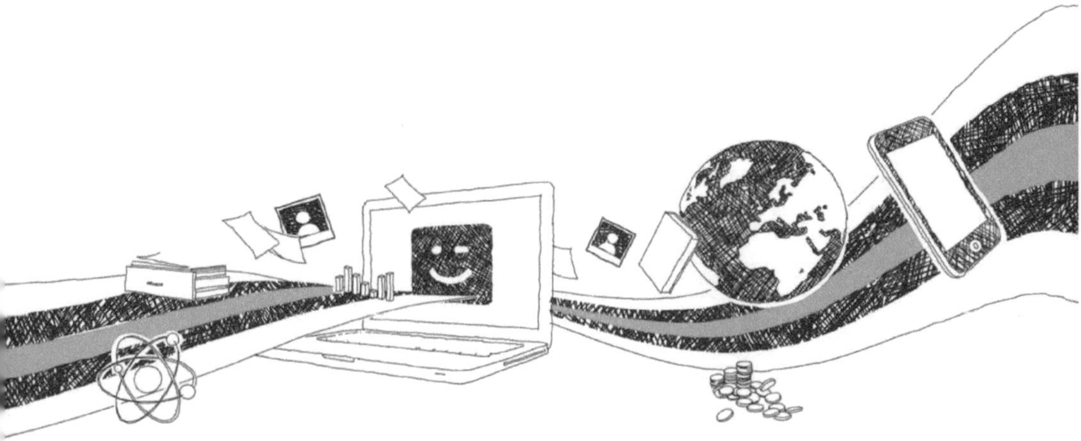

Bibliografische Information der Deutschen Nationalbibliothek:

Die Deutsche Bibliothek verzeichnet diese Publikation in der Deutschen Nationalbibliografie; detaillierte bibliografische Daten sind im Internet über http://dnb.d-nb.de/ abrufbar.

Impressum:

Druck und Bindung: Books on Demand GmbH, Norderstedt Germany
ISBN: 9783668540002

Dieses Buch bei GRIN:

http://www.grin.com/de/e-book/376725/zeitarbeit-in-der-pflege-aktuelle-situation-und-motive

Adrian Schmied

Zeitarbeit in der Pflege. Aktuelle Situation und Motive

GRIN Verlag

Abstract

Ziel dieser Bachelorarbeit ist es, die Situation der Leiharbeit in der Pflege zu beleuchten. Anhand einer ausgiebigen Literatur- und Internetrecherche wurde hierzu diverse Fachliteratur genutzt, um die Grundlagen der Zeitarbeit darstellen zu können. Zudem halfen Statistiken, einen Überblick über Fakten der aktuellen Situation der Arbeitnehmerüberlassung zu gewinnen und gleichzeitig einen Vergleich zu den letzten Jahren herzustellen. Eine explorative Studie im Auftrag der Hans-Böckler-Stiftung zeigte zudem anhand von Experteninterviews, wie Zeitarbeit in der Pflege genutzt wird.

Leiharbeit unterscheidet sich explizit von regulären Arbeitsverhältnissen. Denn die Tätigkeiten der Arbeitnehmer werden nicht im Unternehmen, in dem sie angestellt sind ausgeübt, sondern in einem Kundenunternehmen. Die gesetzliche Grundlage dabei bildet das Arbeitnehmerüberlassungsgesetz. Auf Grund rechtlicher Änderungen verzeichnet diese Branche besonders seit dem Jahr 2004 ein expansives Wachstum. Im Bereich der Pflege ist der Grund für die drastische Zunahme der Personalüberlassung jedoch der anhaltende Fachkräftemangel. Während die Anzahl pflegebedürftiger Menschen zunimmt, werden Personalstellen aus wirtschaftlichen Gründen reduziert. Die daraus resultierende dünne Personaldecke der Gesundheitseinrichtungen lässt kaum Flexibilität zu. Kommt es zu kurzfristigen Personalausfällen, ist das Weiterführen des regulären Stationsbetriebes gefährdet. Das Einsetzen von Leiharbeitern soll dieses Problem beheben. Dabei wird Leiharbeit in der Pflege im Gegensatz zu anderen Berufsgruppen nicht nur genutzt, um Personalmangelspitzen abzudecken, sondern ganze Stammbelegschaften aufrecht zu erhalten. Zudem ist auf Seiten der Entleihbetriebe eine Kostenersparnis möglich, da Leiharbeiter nur im Bedarfsfall genutzt und bezahlt werden. Gleichzeitig wird das Ausleihen von vorzugsweise Fachpflegekräften genutzt, um diese gegebenenfalls für das eigene Unternehmen rekrutieren zu können. Im Laufe der Zeit haben sich Zeitarbeitsfirmen auf unterschiedliche Bereiche der Personalüberlassung spezialisiert. Besonders häufig wird diese Beschäftigungsform in den Ballungsgebieten genutzt.

Aus Sicht der Leiharbeiter, die im Bereich des Gesundheitswesens überwiegend weiblich sind, gibt es vielerlei persönliche Gründe, für ein Personaldienstleistungsunternehmen tätig zu sein. Dabei wird diese Branche teilweise nur zur Überbrückung genutzt.

Festzustellen ist zudem, dass das Einsetzen von Zeitarbeitern in der Pflege keinen Qualitätsverlust der Patientenversorgung verursacht. Dafür müssen jedoch die Qualifikationen der Leiharbeiter mit den Ansprüchen des jeweiligen Entleihbetriebes übereinstimmen. Die Personalüberlassung hat sich am Markt etabliert, auch wenn der Anteil von Leiharbeitern im Gesundheitswesen noch sehr gering ist. Dennoch haftet der Ruf der modernen Sklaverei an dieser Beschäftigungsform. Besonders gesetzliche Rahmenbedingungen werden kritisiert. Zudem erhalten Leiharbeiter in der Regel einen geringeren Bruttolohn, auch wenn dies versucht wird durch Bonuszahlungen auszugleichen. Weitere Erforschung und Entwicklung dieser Branche ist somit nötig. Durch die zunehmenden Personalprobleme in der Pflege wird der Anteil der Leiharbeiter jedoch weiterhin steigen.

Inhaltsverzeichnis

Abbildungsverzeichnis

1. Einleitung

1.1. Thematische Einführung

Das Gesundheitswesen gilt mit 2,8 Millionen Beschäftigten als wachsendes, zukunftsorientiertes und dynamisches Arbeitsfeld. Die Pflegeberufe bilden dabei mit etwa einer Millionen Fachkräfte die größte Berufsgruppe (vgl. Statistisches Bundesamt 2017). Dennoch sehen sich die Einrichtungen dieser Branche immer häufiger neuen Anforderungen ausgesetzt, welche die Qualität, Wirtschaftlichkeit und Effizienz dieser Unternehmen sichern sollen. Im Laufe der Zeit haben sich sowohl Beiträge als auch Einnahmen drastisch geändert. Um steigende Kosten auszugleichen, wurden in der Pflege Planstellen gestrichen, obwohl die Nachfrage an Dienstleistungen in diesem Bereich stetig steigt. Personal fehlt quasi in allen Bereichen (vgl. Bräutigam et al. 2010, S. 2). Bis zu 100.000 Vollzeitstellen werden in der Pflege benötigt. Die Belastung der Fachkräfte ist somit stark gestiegen (vgl. Simon 2015, S. 3). Der Arbeitsmarkt im Gesundheitswesen benötigt ein großes Maß an Flexibilität und genau hier spielt Zeitarbeit längst eine Schlüsselrolle (vgl. Dinges et al. 2011, S. 1).

Zeitarbeit ist für die Unternehmen eine alternative Beschäftigungsform geworden, um anfallende Mehrarbeit oder personelle Ausfälle unter den eigenen Mitarbeitern abzudecken. Gleichzeitig wird die Flexibilität der Personalüberlassung genutzt, um Kosten einzusparen und somit wirtschaftlich erfolgreich zu bleiben (vgl. Burda/Kvasnicka 2005, S. 3). Dabei erlebt diese Branche in den letzten Jahren ein kontinuierliches Wachstum mit immer weiter ansteigender Tendenz. Allein innerhalb der letzten drei Jahre ist die Anzahl von Zeitarbeitern im Gesundheitswesen, von denen ein großer Teil in der Pflege arbeitet, von ca. 51.000 auf 76.000 Arbeitnehmer gestiegen (vgl. Bundesagentur für Arbeit 2017).

Dennoch leiden Zeitarbeitsfirmen unter einem schlechten Ruf, besonders aus arbeitsrechtlicher Sicht (vgl. Absenger et al. 2016). Es stellt sich zudem die Frage, ob durch das Nutzen dieser Beschäftigungsform die Probleme im Gesundheitswesen gelöst oder nur verschoben werden (vgl. Bräutigam et al. 2010, S. 31). Daher soll in dieser Arbeit die Situation der Zeitarbeit in der Pflege näher beleuchtet werden. Dabei gilt es anhand von Fachliteratur und empirischen Studien zu klären, welche Gründe für den dynamischen Anstieg dieser atypischen Beschäftigungsform verantwortlich sind. Außerdem soll dargestellt werden, wie das Instrument Zeitarbeit von Einrichtungen des Gesundheitswesens genutzt wird, um auf den Arbeitskräftemangel reagieren zu können. Hierbei soll sowohl die Perspektive der Zeitarbeitsfirmen, der Leiharbeiter, als auch der Entleihbetriebe berücksichtigt werden. Außerdem soll gezeigt werden, welche Auswirkungen Zeitarbeit auf die Versorgungsqualität der Pflege hat.

1.2. Methodisches Vorgehen

Für den Aufbau dieser Arbeit soll anhand einer ausführlichen Literatur- und Internetrecherche die Situation der Leiharbeit in der Pflege dargestellt werden. Neben Fachliteratur, die in erster Linie einen Überblick über die Grundlagen der Leiharbeit verschaffen soll, wurden besonders publizierte Studien und die Angaben des Statistischen Bundesamtes zu dieser Thematik genutzt, um einen auf Forschung basierten Überblick schaffen, wie Zeitarbeiter in diesem Beruf eingesetzt werden, welchen Einfluss sie auf die Pflege nehmen und wie sich die Situation dieser atypischen Beschäftigungsform innerhalb der letzten Jahre veränderte.

Zunächst soll Zeitarbeit genauer erklärt werden. Sowohl die Begrifflichkeit, als auch die Funktionsweise der Personalüberlassung sollen in einem ersten Schritt dargestellt werden. Diesbezüglich gilt es auch, den Fokus auf das charakteristische Dreiecksverhältnis zwischen Zeitarbeit, Zeitarbeitnehmer und dem jeweiligen Entleihbetrieb zu richten. Dies stellt einen expliziten Unterschied zu anderen Arbeitsverhältnissen dar. Auch das Arbeitnehmerüberlassungsgesetz, welches die rechtlichen Rahmenbedingungen für Leiharbeitsunternehmen stellt, soll in seinen Inhalten beschrieben werden.

Ein zweites Kapitel thematisiert anschließend die Fakten zur aktuellen Situation der Zeitarbeit in der Pflege. Hierzu soll zunächst die Verteilung von Leiharbeitern auf dem deutschen Arbeitsmarkt einen ersten Einblick geben. Im Anschluss daran werden nicht nur die gegenwärtigen Verhältnisse in der Zeitarbeit, sondern auch die Darstellung der letzten Jahre erfolgen. Auch der Vergleich zwischen Männern und Frauen in dieser Branche soll an dieser Stelle gezogen werden. Der Verlauf der Zeitarbeit über die Jahre ist von diversen Faktoren beeinflusst wurden. Diese sollen in einem nächsten Schritt ebenfalls beschrieben werden, um den dynamischen Anstieg dieser Beschäftigungsform zu begründen. Anschließend soll der Fokus auf die unterschiedliche Verteilung von Leiharbeitern im Gesundheitswesen gerichtet werden und so zeigen, in welcher Region Deutschlands diese Beschäftigungsform wie häufig genutzt wird. Außerdem soll beleuchtet werden, welche Stellung die Arbeitnehmerüberlassung in Gesundheitsberufen eingenommen hat. Auch hier folgt der Vergleich der letzten Jahre zur momentanen Situation.

Anhand der explorativen Studie „Flexibilisierung durch Leiharbeit in der Pflege", welche die gewerkschaftsnahe Hans-Böckler-Stiftung 2010 durchführte, soll auf wissenschaftlichen Forschungsstand basierende Ergebnisse aufgezeigt werden, die darstellen, wie Zeitarbeit in der Pflege genutzt wird. Hierbei werden anfangs die unterschiedlichen Typen der Zeitarbeitsfirmen beschrieben und in einem weiteren Schritt die jeweiligen Qualifikationsanforderungen aufgezeigt, die an die Pflegekräfte der Verleihbetriebe gestellt werden.

Anschließend soll der Fokus auf die Arbeitnehmer von Zeitarbeitsfirmen gerichtet werden und zeigen, welche Motive diese für ein Beschäftigungsverhältnis mit einem Personaldienstleister haben. Welche Motive die Einrichtungen des Gesundheitswesens wiederum haben, Zeitarbeiter in ihren Unternehmen einzusetzen, wird im darauffolgenden Kapitel dargestellt. Die tarifliche Situation in der Arbeitnehmerüberlassung ergibt ein weiteres Thema, welches es zu beleuchten gilt. Dabei soll unter anderem der Vergleich zu den versicherungspflichtigen Pflegekräften - die in der Regel nach dem Tarif des öffentlichen Dienstes bezahlt werden - gezogen werden. Abschließend gilt es die Frage zu beantworten, welche Auswirkungen Zeitarbeit auf die Pflege hat. Hierbei liegt der Fokus besonders auf der Versorgungsqualität der Patienten. Das Darstellen der Entwicklungstendenzen soll darüber hinaus einen Blick über den Tellerrand gewährleisten und zeigen, welche Szenarien das Beschäftigungsmodell Zeitarbeit in Zukunft erwarten könnten. Eine Schlussfolgerung wird noch einmal einen Überblick über die dargestellten Ergebnisse dieser Bachelorarbeit geben.

2. Grundlagen und Begriffsbestimmung

Bevor Bezug auf die Pflegeberufe genommen wird, sollen zunächst die Grundlagen von Zeitarbeit im Allgemeinen dargestellt werden. Hierzu werden zunächst sowohl die Begrifflichkeit als auch die wichtigsten Aspekte dieser Beschäftigungsform beschrieben. Anschließend werden die rechtlichen Rahmenbedingen und deren Inhalte näher beleuchtet.

2.1. Was ist Zeitarbeit?

Zeitarbeit, auch gewerbliche Arbeitnehmerüberlassung genannt, unterscheidet sich von herkömmlichen Beschäftigungsformen deutlich, da die vom Arbeitnehmer zu verrichtende Arbeit nicht im eigentlichen Unternehmen des Arbeitgebers erfolgt. Leiharbeit ist die Überlassung eines Arbeitnehmers, samt seiner Arbeitskraft, durch einen Personaldienstleister an ein Kundenunternehmen. Der Grund hierfür liegt stets in einer Gewinnerzielung. Aus vertraglicher Sicht besteht hierbei ein sozialversicherungspflichtiges Beschäftigungsverhältnis zwischen Personaldienstleister und dem Leiharbeiter. Somit ergibt sich für Zeitarbeit eine charakteristische Dreiecksbeziehung (siehe Abbildung 1). Die Weisungsbefugnis wird jedoch dem jeweiligen Entleihbetrieb zugesprochen. Das betreffende Unternehmen schließt hierfür einen Dienstleistungsvertrag mit der Zeitarbeitsfirma ab. Dieser beinhaltet eine Zurverfügungstellung von geeigneten Arbeitskräften (vgl. Bouncken/Bornewasser 2012, S. 10).

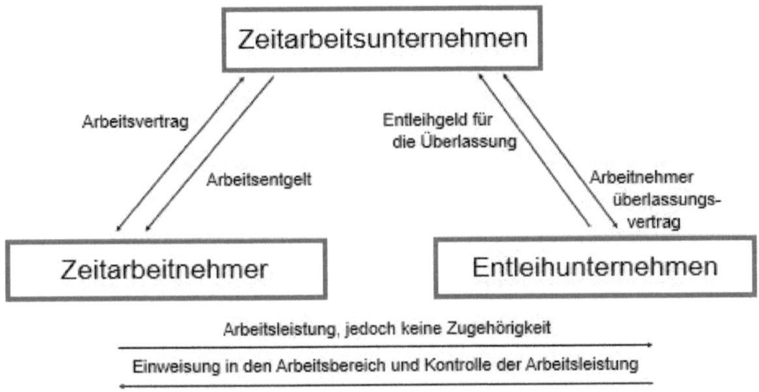

Abb.1: Dreiecksbeziehung der Beschäftigungs- und Vergütungssituation in der Leiharbeit (modifiziert nach Bouncken/Bornewasser 2011, S.10)

2.2. Rechtliche Rahmenbedingungen

Mit dem Arbeitnehmerüberlassungsgesetz (AÜG) wurde Leiharbeit 1972 erstmals legalisiert und gleichzeitig ein rechtlicher Rahmen geschaffen. Zur damaligen Zeit sollten Betriebe mehr Personalflexibilität erhalten und Arbeitnehmer in feste Beschäftigungsverhältnisse integriert werden. Dieses Gesetz sollte die rechtlichen Bedingungen von Zeitarbeitsfirma und Kundenunternehmen in Bezug auf die Zeitarbeiter regeln. Initiator hierfür waren also hauptsächlich wirtschaftliche Gründe (vgl. Reinsch 2008, S. 19). Ziele des AÜG sind es, den Zeitarbeiter arbeitsrechtlich zu schützen und einen Missbrauch dieser Beschäftigungsform zu verhindern. Zudem soll somit erreicht werden, Leiharbeit von anderen Beschäftigungsverhältnissen abzugrenzen (vgl. Bouncken/Bornewasser 2012, S. 25). Die wichtigsten Inhalte dieser gesetzlichen Rahmenbedingungen werden in der Folge stichpunktartig aufgeführt.

- Die Begrenzung der maximalen Überlassungsdauer von Zeitarbeitern wurde auf drei Monate festgelegt.
- Das Befristen einer Beschäftigung war zu begründen.

- Die Laufzeit des Beschäftigungsverhältnis durfte nicht mit der Dauer des Ersteinsatzes in einem Entleihbetrieb übereinstimmen.
- Das wiederholte Einsetzen eines Leiharbeitnehmers im selben Entleihbetrieb war verboten.

Die Überlassungshöchstdauer wurde jedoch in den Folgejahren Schritt für Schritt verlängert. 1985 wurde diese Zeit auf sechs Monate festgelegt und bis 2002 bereits auf zwei Jahre angehoben. 2004 viel diese Vorgabe schließlich komplett weg, was einen zeitlich unbegrenzten Einsatz eines Zeitarbeiters in einem Unternehmen ermöglichte. Auch die Begründungspflicht, dass Synchonisierungsverbot und das Untersagen wiederholender Einsätze im selben Entleihbetrieb wurde bereits 1997 per neuer Gesetzesreform entfernt. All dies sorgte für flexiblere Nutzungsmöglichkeiten von Zeitarbeitern aus Sicht der Kundenunternehmen. Somit ist die Beschäftigung von Zeitarbeitern heutzutage nur noch schwer mit der traditionellen Form zu vergleichen (vgl. Bleich et al. 2008, S.8). Im Jahr 2017 wurden zudem weitere Änderungen des AÜG vorgenommen. Die wichtigsten Inhalte dieser Neuauflage sollen an dieser Stelle dargestellt werden.

- Es wird die maximale Höchstdauer für Leiharbeiter in einem Betrieb wieder eingeführt und auf 18 Monate beschränkt. Nach diesem Zeitraum müssen die Arbeitskräfte entweder vom jeweiligen Unternehmen übernommen werden oder vom Entleihbetrieb abgezogen werden. Tarifpartner können sich jedoch auf einen längeren Einsatz einigen.
- Ein Lohnangleich muss ab dem neunten Monat erfolgen. Zeitarbeitsfirmen sind somit verpflichtet, das Arbeitsendgeld des Arbeitnehmers bis zu diesem Zeitpunkt an das der Stammbelegschaft des jeweiligen Kundenbetriebes anzugleichen. Auch hier kann im Rahmen eines Tarifvertrages davon abgewichen werden.
- Leiharbeiter dürfen fortan auch nicht mehr als Streikbrecher genutzt werden. Sie dürfen zwar in Unternehmen arbeiten in denen gestreikt wird, jedoch keine Tätigkeiten des streikenden Personals übernehmen.

- Auch die Abgrenzung zu Werksvertägen spielt nun eine besondere Rolle in diesem Entwurf. Somit sollen Scheinwerksverträge und verdeckte Arbeitnehmerüberlassung zukünftig verhindert werden.

Besonders die Rechte und Ansprüche der Leiharbeiter sollen hierbei gestärkt werden. Gleichzeitig soll jedoch die Flexibilität der jeweiligen Unternehmen erhalten bleiben (vgl. Presse- und Informationsamt der Bundesregierung 2016). Neben wiederkehrenden Erneuerungen der Rechtsgrundlagen werden teilweise bereits gestrichene Gesetze wieder eingeführt.
Kritik an dieser Gesetzgebung gibt es reichlich, auch am aktuellen Entwurf. Diese richtet sich besonders an die Rechte der Zeitarbeiter. Eine Überlassungshöchstdauer ziele in der Realität oftmals nicht auf eine Übernahme, sondern lediglich auf einen Wechsel des Leiharbeiters. Dies bedeutet zusätzlichen Aufwand für die Zeitarbeitsfirma. Auch zusätzliche Gehaltskosten werden durch die Lohnanpassung für die Personaldienstleister sowohl zur Pflicht, als auch zur ökonomischen Last. Zudem werden Unsicherheiten in der Rechts- und Beweislage im Rahmen der Zeitarbeiternutzung während eines Streiks werden als zukünftige Probleme gesehen. Letztlich soll sowohl aus wirtschaftlicher, wie auch aus Arbeitnehmersicht die Abgrenzung von Zeitarbeits- und Werksverträgen nochmals konkreter geregelt werden (vgl. Absenger et al. 2016).

3. Fakten zur aktuellen Situation der Zeitarbeit in der Pflege

In diesem Kapitel soll die momentane Situation der Zeitarbeit in der Pflege dargestellt werden. Ferner soll die Entwicklung von Leiharbeit in der Pflege über die letzten Jahre erörtert werden. Auf spezielle Einflussfaktoren wird separat eingegangen.

3.1. Anteil/Verteilung von Zeitarbeitern auf dem Arbeitsmarkt

Grundsätzlich arbeiten momentan knapp drei Prozent der sozialversicherungspflichtigen Arbeitnehmer in Deutschland für Zeitarbeitsfirmen (siehe Abbildung 2). Somit sind die meisten Menschen nach wie vor in klassischen Voll- oder Teilzeitarbeitsverhältnissen beschäftigt (vgl. Bundesagentur für Arbeit 2017, S. 9). Auch in der Pflege spiegelt sich ein solches Verhältnis wider (vgl. Bräutigam et al. 2010, S. 11).

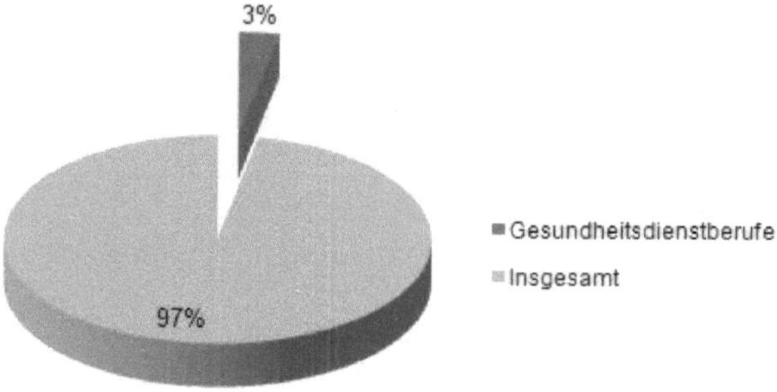

Abb. 2: Anzahl der Zeitarbeiter im Gesundheitswesen im Vergleich zu anderen Berufsgruppen (modifiziert nach Bundesagentur für Arbeit 2017)

Mittlerweile sind 76.000 Arbeitnehmer im Bereich Gesundheit, Soziales, Erziehung, Wirtschafts- und Geisteswissenschaften bei Zeitarbeitsfirmen unter Vertrag. Leider muss hierbei erwähnt werden, dass die Anzahl der in der Pflege tätigen Zeitarbeiter nicht explizit angegeben ist, sondern zur Gruppe der Gesundheitsberufe zählt. Im

Vergleich mit anderen Arbeitsfeldern, in denen auf Zeitarbeiter zurückgegriffen wird, stellt der Sektor, dem die Gesundheitsberufe zugeordnet sind, lediglich einen geringen Anteil von acht Prozent dar (siehe Abbildung 3). Zum Vergleich sei erwähnt, dass Zeitarbeiter im Bereich Logistik, Sicherheit und Reinigung allein 31 Prozent der Arbeitnehmerschaft stellen. Auch Zeitarbeiter die in Metall- und Elektronikberufen tätig fällt hierbei mit insgesamt 28 Prozent ein großer Teil zu (vgl. Bundesagentur für Arbeit 2017, S. 10).

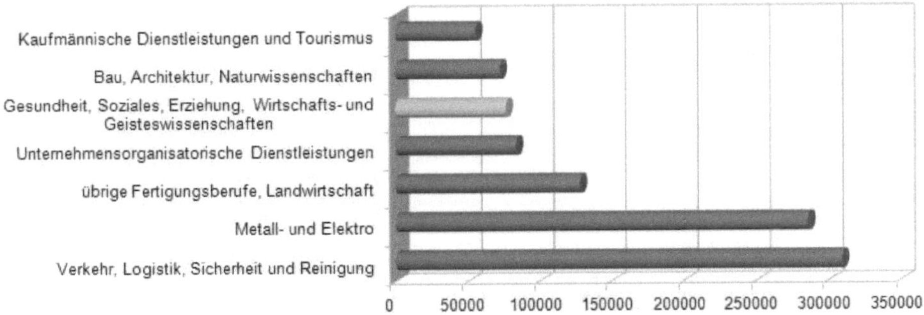

Abb. 3: Zeitarbeitskräfte nach Berufsgruppen (modifiziert nach Bundesagentur für Arbeit 2017, S. 10)

Der Anteil von Zeitarbeitern im Gesundheitswesen, wie auch in anderen Berufsgruppen, ist also aktuell als relativ gering einzuschätzen. Dennoch weisen Entwicklungstendenzen der letzten Jahre auf eine deutliche Zunahme dieser Beschäftigungsform in den Gesundheitsberufen hin. Eine erstaunliche Zunahme ist explizit ab dem Jahr 2004 zu verzeichnen. Waren zu dieser Zeit noch 2854 Zeitarbeiter in dieser Branche gemeldet, stieg diese Zahl bis Juni 2009 auf 19.246 an (siehe Abbildung 4). Somit hat sich die Anzahl von Zeitarbeitern im Gesundheitswesen in diesen fünf Jahren bereits mehr als verfünffacht (vgl. Bräutigam et al. 2010, S. 12).

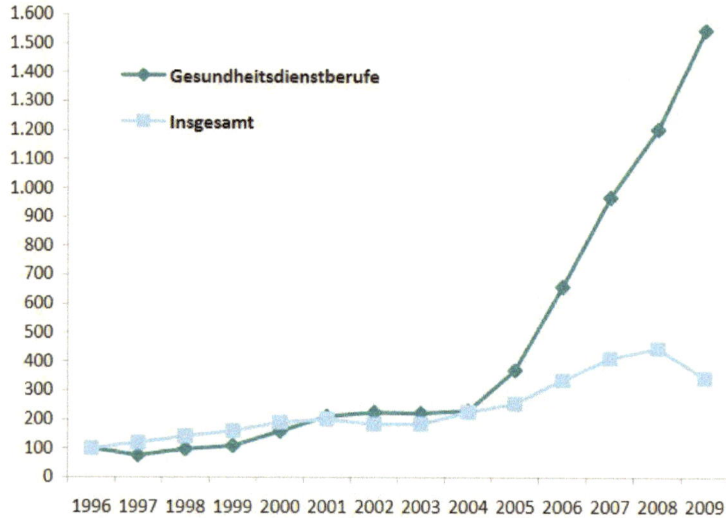

Abb. 4: Entwicklung der Leiharbeitnehmerinnen und Leiharbeitnehmer in Deutschland, 1996-2009 (Bräutigam et al., 2010, S. 3)

3.2. Geschlechterstruktur

Vergleicht man die Anzahl von Männern und Frauen, die für Zeitarbeitsfirmen in Gesundheitsberufen tätig sind, ergibt sich ein ähnliches Ergebnis, wie es auch bei sozialversicherungspflichtigen Gesundheits- und Krankenpflegern zu finden ist. Denn etwa 71 Prozent der Pflegekräfte in Leiharbeitsunternehmen sind weiblich und somit nur 29 Prozent männlich (vgl. Bundesagentur für Arbeit 2017). Allerdings ist der Frauenanteil in den regulären Einrichtungen des Gesundheitswesens mit insgesamt 86 Prozent nochmals höher als in der Personalüberlassung (vgl. Statistisches Bundesamt 2012). Dies stellt jedoch einen erheblichen Unterschied im Vergleich zu der Gesamtzahl von Zeitarbeiter in Deutschland dar. In Bezug auf alle Berufsgruppen dieser Beschäftigungsform liegt der Anteil von Männern weit über dem der Frauen.

Insgesamt 70 Prozent aller Zeitarbeiter sind Männer und nur 30 Prozent Frauen (vgl. Bundesagentur für Arbeit 2017, S. 11).

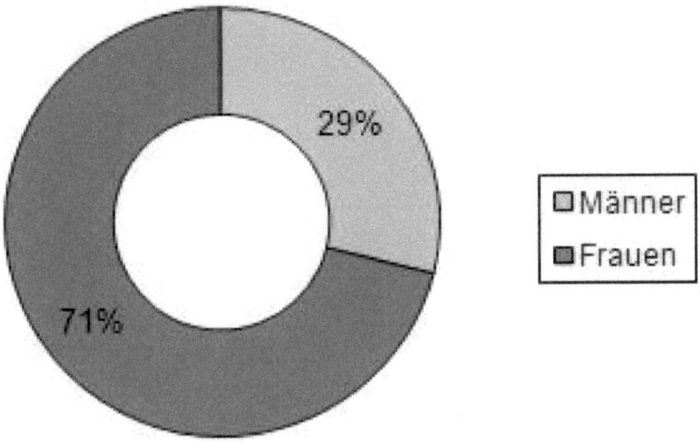

Abb. 5: Anteile von Frauen und Männern in den Gesundheitsberufen (in Zeitarbeit) (vgl. Bundesagentur für Arbeit 2017, S. 12; eigene Darstellung)

3.3. Regionalvergleich der Leiharbeiter

Im weiteren Verlauf soll nun auf die Verteilung von Leiharbeitnehmern im Gesundheitswesen in den einzelnen Bundesländern eingegangen werden. Grundsätzlich sind Zeitarbeitsfirmen vor allem in Ballungsgebieten, denn in ländlichen Regionen angesiedelt. Hiermit sollen in erster Linie Großkonzerne erreicht werden, bei denen eine große Nachfrage an Leiharbeitern besteht. Interessant ist jedoch, dass sich mitunter deutliche Unterschiede zwischen den einzelnen Bundesländern verzeichnen lassen (siehe Abbildung 5). Ein besonders hoher Anteil an Leiharbeitern ist dabei im Norden Deutschlands zu finden. Mit 6,5 Prozent ist die Region Berlin und Brandenburg dabei das Gebiet, in der Zeitarbeit am häufigsten genutzt wird. Weitere Bundesländer, in denen es zu einer überdurchschnittlichen Verteilung an Leiharbeitnehmern kommt, sind Schleswig-Holstein, Mecklenburg-Vorpommern und Hamburg mit je 5,7 Prozent, gefolgt von Baden-Württemberg mit 3,6 Prozent. Auch in Bayern, Niedersachsen und Bremen wird diese Form der Beschäftigung mit jeweils 3,5 Prozent recht häufig genutzt. Wiederum ist in Hessen der Anteil der Zeitarbeiter in den Gesundheitsberufen äußerst gering obwohl anderen Berufsgruppen dort in großen Mengen verteilt sind. In Sachsen-Anhalt und Thüringen wird Leiharbeit am seltensten genutzt (vgl. Bräutigam et al. 2010, S.13).

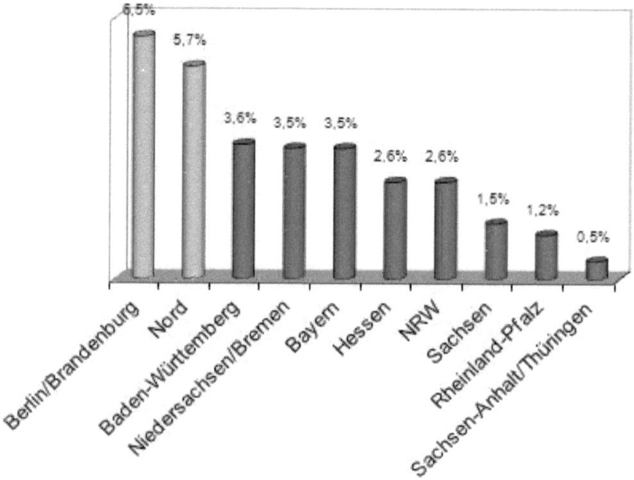

Abb. 6: Regionalvergleich der Zeitarbeiter im Gesundheitswesen
(modifiziert nach Bräutigam et al. 2010, S. 13)

3.4. Gründe für die Zunahme von Zeitarbeit

Wie bereits in Kapitel 1.2. beschrieben, wurde die erste rechtliche Regelung zur Legalisierung der Personalüberlassung 1972 erlassen. Im Rahmen des Arbeitskräftemangels in den siebziger Jahren sollte das Ziel sein, Arbeitnehmer in ein festes Beschäftigungsverhältnis zu involvieren. Seit dieser Zeit haben sich viele rechtliche Bedingungen im Rahmen des Arbeitnehmerüberlassungsgesetzes verändert und auch die Anzahl der Zeitarbeiter ist stark angestiegen. 1994 wurde zudem das Vermittlungsmonopol der Bundesanstalt für Arbeit aufgehoben, was die Vermittlungsaktivitäten auf dem Arbeitsmarkt verstärken sollte. Als Reaktion begannen Verleihbetriebe ihre Personaldienstleistungen zu erweitern. Ein Beispiel hierfür war die

Vermittlung und Beratung des Personals (vgl. Miegel et al. 2007, S. 17ff). Ursachen waren diverse Gesetzgebungen und die wirtschaftliche Entwicklung zu jener Zeit. Ein weiterer Grund, weshalb der Anstieg aller Berufsgruppen ab dem Jahr 2004 solch eine Dynamik erhielt, ist die Einführung der sogenannten Hartz-Gesetze. Zeitarbeit sollte für Arbeitnehmer einen idealen Einstieg oder Wiedereinstieg in den Beruf gewährleisten. Zudem wurde mit hohen Übernahmechancen für die jeweiligen Unternehmen geworben. Dies sollte zeitgleich das Ansehen der Zeitarbeit erhöhen (vgl. Herrmann 2009, S. 23). Zudem wurde vorhergesagt, durch Beschäftigung von Leiharbeitern die Überstunden der Stammbelegschaft zu senken. Der Gesetzgeber sah Chancen in dieser Beschäftigungsform, sowohl für Arbeitgeber als Arbeitnehmer (vgl. ebd., S. 17).

Ein weiterer Effekt, der sichtbare Auswirkungen auf den Arbeitsmarkt der Zeitarbeit hatte, wird anhand der Wirtschaftskrise deutlich. Zwischen 2008 und 2009 stieg zwar die Anzahl der im Gesundheitswesen arbeitenden Zeitarbeiter weiterhin um 4300, also 28,4 Prozent an, jedoch verzeichneten andere Berufsgruppen in dieser Zeit einen starken personellen Einbruch. Allein in diesen Jahren sank die Gesamtzahl der um 184.100, was einem Rückgang von 23 Prozent entsprach. Den größten Anteil daran hatten jedoch sogenannte Hilfsarbeiter, welche allein 98.000 dieser Leiharbeiter ausmachten (vgl. Bräutigam et al. 2010, S. 12).

Der Hauptgrund für den vermehrten Einsatz von Zeitarbeitern in der Pflege ist jedoch der Fachkräftemangel dieser Berufsgruppe (vgl. Arbeitnehmerkammer Bremen 2011, S. 29). Dafür verantwortlich ist unter anderem der demografische Wandel (vgl. Pflegethermometer 2009, S. 6). Während die Geburtenzahlen in Deutschland sinken, steigt schrittweise die Lebenserwartung der Menschen (vgl. Statistisches Bundesamt 2011). Sowohl der medizinische Fortschritt, eine Änderung der Lebensweise als auch die geringere körperliche Belastung, sind Faktoren die dazu beitragen, dass Menschen immer älter werden. Gleichzeitig nehmen mit zunehmendem Alter Krankheiten und Gebrechen zu. Dabei leiden ältere Menschen oftmals nicht nur an einer, sondern an einer Vielzahl von Erkrankungen im Sinne einer sogenannten Multimorbidität. Folgen sind häufige Krankenhausaufenthalte, oft mit langer Verweildauer (vgl. Statistisches Bundesamt 2010, S. 7). Gleichzeitig steigt mit höherem Alter das Risiko pflegebedürftig zu werden stark an. Quantitative Studien belegen, dass fünf Prozent der 70-75-jährigen Menschen im Sinne des Pflegeversicherungsgesetzes (SGB XI) Pflegebedarf haben. Vergleicht man diese Anzahl mit den Menschen, die über 90 Jahre alt sind, beträgt der Anteil der Pflegebedürftigen bereits 62 Prozent (vgl. Statistisches Bundesamt 2017, S. 8). Gegenwärtig sind knapp 2,9 Millionen Menschen in Deutschland pflegebedürftig. Allein im Vergleich zum Jahr 2013 ist diese Anzahl um neun Prozent gestiegen (vgl. Statistisches Bundesamt 2017, S. 7). Hochrechnungen zufolge, ist auch in Zukunft eine weitere Zunahme der Pflegebedürftigen in Deutschland zu erwarten. Aufgrund der demografischen Entwicklung wird vorausgesagt, dass die Anzahl Pflegebedürftiger bis zum Jahr 2030 auf etwa 3,73 Millionen steigt (siehe Abbildung 7). Das würde einen Anstieg von 50 Prozent - vom Jahr 2007 aus gesehen - bedeuten (vgl. Statistisches Bundesamt 2010)

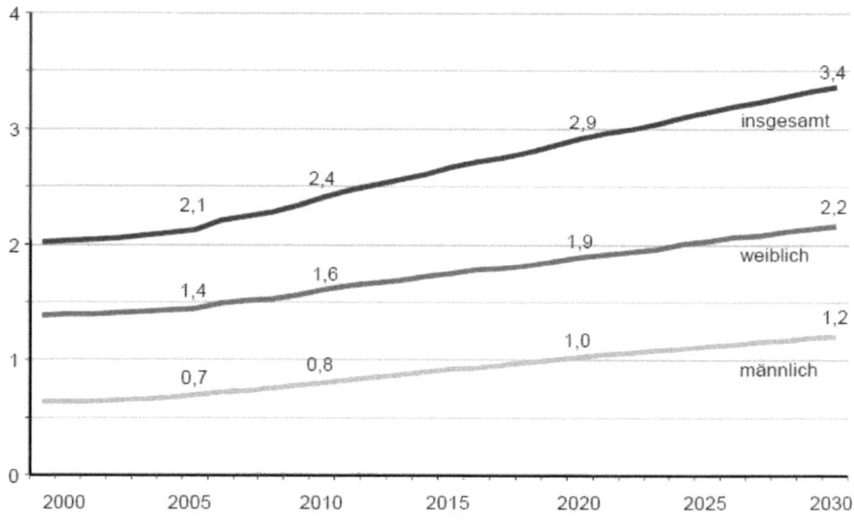

Abb. 7: Pflegebedürftige in Deutschland von 1999 bis 2030: Status-Quo-Szenario (Statistische Ämter des Bundes und der Länder 2008, S. 25)

Gleichzeitig wirkt sich der demografische Wandel auch auf die Zahl der Pflegekräfte aus. Da die Anzahl jüngerer Menschen sinkt, gibt es auch weniger junges Pflegepersonal, die als potentielle Nachfolger in den Gesundheitsberufen arbeiten. Gleichzeitig steigt die Anzahl der älteren Fachkräfte drastisch an.

Trotz der zunehmenden Leistungsanforderungen in der Pflege wurden in den letzten Jahren Personalstellen aufgrund von Budgetkürzungen abgebaut (vgl. Simon 2015, S. 13). So wurden bei steigenden Fallzahlen zwischen 1997 und 2007 circa 50.000 Pflegestellen in deutschen Kliniken gestrichen (siehe Abbildung 8). Die Folge der steigenden Belastung und der gleichzeitig sinkenden Zahl des Pflegepersonals war eine Überlastung der Fachkräfte, was wiederum zu einem Anstieg der Frührentner in dieser Berufsgruppe führte. Zudem wurde die Versorgungsqualität der Patienten negativ beeinflusst. (vgl. Simon 2015, S. 3)

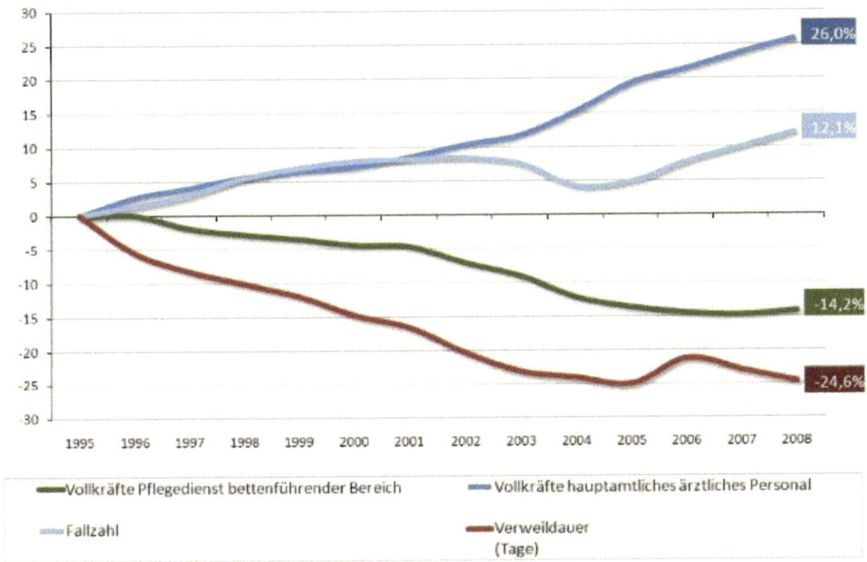

Abb. 8: Prozentuale Kennzahlenentwicklung in allgemeinen Krankenhäusern (Isfort et al. 2010, S. 26)

Auch wenn in den letzten Jahren wieder ein leichter Zuwachs an Pflegepersonal zu verzeichnen ist, besteht dennoch weiterhin ein enormer Mangel an Fachkräften. Es wird geschätzt, dass gegenwärtig über 100.000 Vollzeitstellen im Bereich der Pflege allein in deutschen Kliniken fehlen. Eine erhöhte Arbeitsbelastung des Personals und ein Qualitätsverlust der Patientenversorgung sind die logischen Konsequenzen (vgl. Simon 2015, S. 3ff).

Eine Reaktion der Gesundheitseinrichtungen auf diesen Personalmangel ist das Einsetzen von Zeitarbeitern. Als flexible Beschäftigungsform übernehmen Zeitarbeiter eine Art Feuerwehrfunktion und sollen so den Personalmangel ausgleichen (vgl. Arbeitnehmerkammer Bremen 2011, S. 29).

3.5. Funktionswandel der Zeitarbeit

Wie bereits beschrieben, konnten im Zuge der Hartz-Gesetze diverse Regelungen gelockert werden. Überlassungshöchstdauern und Synchronisierungsverbote konnten rückgängig gemacht werden und auch das Verbot der Wiedereinstellungen wurde aufgehoben. Dies führte dazu, dass Zeitarbeit sich nicht nur quantitativ, als auch qualitativ weiter entwickeln konnte. Zudem kam es zu einer grundlegenden Veränderung der Funktion, die der Leiharbeit eigentlich zugesprochen wurde. War aus politischer Sicht anfangs noch vorgesehen, anhand von Zeitarbeitern kurzzeitige Personalausfälle abzudecken, kommt es zu immer häufigeren Fällen, in denen komplette Stammpersonalstellen durch Zeitarbeitnehmer abgedeckt werden. Unternehmen nutzen diese, zur Aushilfe vorgesehenen Pflegekräfte, als eine Art zweiten Personalpool, um langfristigen Personalmangel auszugleichen. Hierbei dient die Personalüberlassung als Flexibilisierungsinstrument der Unternehmen (vgl. Seifert/Brehmer 2008, S. 339ff). Außerdem nutzen einzelne Institutionen die Zeitarbeit, um Personal auf Probe einzusetzen. Somit können Ausschlusskriterien getroffen werden, um diese Fachkräfte später gegebenenfalls fest im Unternehmen anzustellen. In dieser Form erhalten Zeitarbeitsfirmen wiederum eine Stellung, mit der schon seit Jahren für sich geworben wird. So agieren diese Unternehmen als Personalvermittler. Jedoch handelt es sich hierbei um Einzelfälle, welche auf sich aufmerksam machen. Es gilt also keine grundsätzliche Anwendung dieser Möglichkeiten für alle Institutionen (vgl. ebd., S. 335). Grundsätzlich wird der Zeitarbeit jedoch in allen Berufsgruppen die Aufgabe zugesprochen, Menschen aus der Arbeitslosigkeit zurück in ein normales Beschäftigungsverhältnis zu führen. Dabei soll sie eine Brückenfunktion einnehmen. Da der prozentuale Anteil von Fachkräften, die über die Zeitarbeit den Weg aus der Arbeitslosigkeit gefunden haben, von 2003 bis heute um zwei Prozent auf insgesamt sieben Prozent angestiegen ist, kann hier nachweislich von einem positiven Effekt gesprochen werden (vgl. Crimman et al. 2009, S. 45ff).

4. Wie Zeitarbeit in der Pflege eingesetzt wird

Dieser Abschnitt bezieht sich unter anderem auf die wissenschaftlichen Ergebnisse der Hans-Böckler-Stiftung und der Arbeitnehmerkammer Bremen zum Thema Leiharbeit in der Pflege. Hierzu wurden von beiden Herausgebern Interviews mit Führungskräften von Zeitarbeitsfirmen, Personalräten von Kliniken und Pflegekräften beider Unternehmen geführt. Die Resultate sollen an dieser Stelle darstellen, wie Zeitarbeit in der Pflege eingesetzt wird.

4.1. Die verschiedenen Typen der Zeitarbeit

Es ist festzuhalten, dass es unterschiedliche Formen von Zeitarbeitsfirmen gibt. Dabei unterscheiden sich die einzelnen Organisationen in Qualifikationen und Motivation der jeweiligen Beteiligten und in deren Auswirkungen. Insgesamt werden diese Personaldienstleister in vier verschiedene Typen unterteilt.

Typ 1: Kleine Spezialisten

D sogenannten „kleinen Spezialisten“, welche ihre Einsatzgebiete meist auf kleinere, regionale Gebiete reduzieren. In diesen Regionen sind sie oftmals schon seit langer Zeit am Markt etabliert. Dabei bestehen diese Personaldienstleistungsunternehmen für den Bereich der Pflege oft nur aus kleineren Organisationen, die sich auf hochqualifizierte Fachkräfte spezialisiert haben. Für derartiges Personal besteht eine enorme Nachfrage, auch wenn die Ergebnisse dieser Studie gleichzeitig zeigen, dass der Bedarf oftmals zeitlich nur sehr kurzfristig gegeben ist.

Typ 2 : Allgemeinanbieter

Die Autoren unterscheiden zwischen weiteren, mehrere Branchen abdeckenden Unternehmen. Dabei stellt der Bereich Pflege nur einen kleinen Sektor, denn im Gegensatz zu den spezialisierten Firmen sind Allgemeinanbieter nicht regional begrenzt, sondern oftmals bundesweit vertreten. Dabei kann die Möglichkeit, Leiharbeiter flächendeckend in ganz Deutschland einzusetzen, einen deutlichen Vorteil am Markt bringen.

Typ 3: Nicht gewinnorientierte Personaldienstleister

Diese seltenste Form von Unternehmen in der Branche dient eher der Unterstützung der Arbeitnehmer. Es sollen in erster Linie Langzeitarbeitslose zurück in ein Beschäftigungsverhältnis integriert werden. Dabei agieren diese Typen von Zeitarbeitsfirmen nicht gewinnbringend und stellen ihre Leiharbeitnehmer im häufigsten Fall technischen Berufsgruppen zur Verfügung. Im Bereich des Gesundheitswesens sind bislang nur wenige dieser Organisationen aktiv.

Typ 4: Betriebseigene Zeitarbeitsunternehmen

Diese Variante von Personaldienstleistern sind eigens von größeren Kliniken oder anderen Unternehmen gegründete Zeitarbeitsunternehmen, um den eigenen Personalpool zu unterstützen. Daher werden diese Arbeitnehmer auch nicht in anderen Unternehmen eingesetzt. Ein großer Vorteil ist hierbei das Einsparen von Mehrwertsteuern, die beim Einsetzen eigener Leiharbeiter entfallen können. Ein Beispiel für die Anwendung dieser Form ist das Universitätsklinikum Essen.

Festzustellen bleibt, dass sich die Personaldienstleistungsunternehmen durch spezielle Profilierungen dem jeweiligen Markt angepasst haben. Gleichzeitig ergeben sich für Entleihbetriebe diverse Varianten, das Instrument der Zeitarbeit für sich zu nutzen (vgl. Bräutigam et al. 2010, S. 18).

4.2. Qualifikationsanforderungen an Zeitarbeiter

In diesem Abschnitt sollen die Ansprüche an die Qualität der Zeitarbeiter im Bereich Pflege dargestellt werden. Dabei stellt sich ein deutlicher Unterschied zu Leiharbeitern in anderen Berufsgruppen dar. Wo andernorts häufig weniger qualifiziertes Personal beschäftigt wird, ist im Bereich des Gesundheitswesens genau das Gegenteil häufig der der Fall. Ausgewertete Stellenanzeigen von Zeitarbeitsfirmen zeigen, dass nur eine geringe Anzahl von Pflegehelfern in diesen Ausschreibungen gesucht wird. Hoch qualifizierte Pflegefachkräfte wie Alten- oder Krankenpfleger werden im Gegensatz dazu dringend benötigt. Auch besteht ein konkreter Bedarf an Führungskräften wie Stationsleitungen (vgl. Bräutigam et al. 2010, S. 19). Somit ist die Verteilung der jeweiligen Qualifikationen von Leiharbeitnehmern stark diskrepant, denn nur 13 Prozent der eingesetzten Zeitarbeiter sind Pflegehelfer, wohingegen 87 Prozent als examinierte Fachpflegekräfte arbeiten (siehe Abbildung 9).

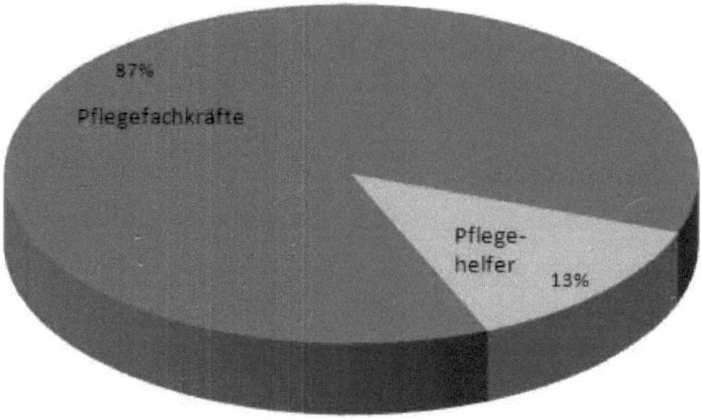

Abb. 9: Anteile der Pflegefachkräfte und Pflegehelfer in der Zeitarbeit (modifiziert nach Bräutigam et al. 2010, S. 20)

4.3. Motive für Gesundheitseinrichtungen, Zeitarbeiter einzusetzen

Organisationen des Gesundheitswesens greifen aus vielerlei Gründen auf Fachkräfte der Personalüberlassung zurück. Sowohl Zeitarbeiter, als auch Führungskräfte der Unternehmen geben an, dass besonders der Einsatz im stationären Bereich innerhalb der letzten Jahre stark angestiegen ist (vgl. Bräutigam et al. 2010, S. 21). Dabei bleibt den Einrichtungen des Gesundheitswesens oftmals keine andere Wahl. Es ist festzustellen, dass Betriebe gezwungen sind, die Personallücken in der Belegschaft mit externem Personal zu füllen. Wird versucht, die anfallende Mehrarbeit im Falle eines Personalausfalls auf die restlichen Mitarbeiter zu verteilen, wird schnell die Grenze der Belastungsfähigkeit erreicht. Mit Hilfe von Zeitarbeitern können diese Personallücken kurzzeitig gefüllt werden und die Stammbelegschaft entlastet werden (vgl. Arbeitnehmerkammer Bremen 2011, S. 38ff).

Um die Motive der Gesundheitseinrichtungen darstellen zu können, werden die jeweiligen Einrichtungen und Abteilungen unterschieden:

Motive der Pflegeheime

Altenpflegeheime benötigen meist am Wochenende oder für Nachtschichten Personal. Hierbei wird deutlich, dass knapp die Hälfte der gebuchten Leiharbeiter Pflegehelfer sind. Der Grund dafür ist, dass das Arbeitsspektrum der angeforderten Pflegekräfte oftmals den Ansprüchen der Pflegehelfer entspricht. Dies spiegelt sich auch in der Stammbelegschaft wieder (vgl. Bräutigam et al. 2010, S. 22).

Motive für ambulante Pflegedienste

Im ambulanten Bereich hingegen soll die Personalüberlassung eher mittelfristige Personalausfälle abdecken. Hierbei suchen Pflegedienste in erster Linie gut qualifizierte Mitarbeiter, da die Fachkräfte in dieser Branche in ihren Touren meist auf sich allein gestellt sind und somit eine hilfreiche Anleitung unter den Kollegen nur schwer möglich ist. Eigenständiges Arbeiten steht somit an oberster Stelle und ist der Grund weshalb 73 Prozent der im ambulanten Bereich eingesetzten Zeitarbeiter sehr qualifizierte Fachpflegekräfte sind. Einer hohen Fluktuation geschuldete Einsätze oder das Einstellen von Pflegehelfern spielt in diesem Bereich keinen große Rolle (vgl. ebd., S. 22ff).

Motive für Krankenhäuser

Der Einsatz von Leiharbeit in Krankenhäusern ist in den einzelnen Abteilungen sehr unterschiedlich zu werten. So bestehen zwischen den Normalstationen und Fachabteilungen wie dem Operationsbereich oder der Intensivstation oft erhebliche Unterschiede. Im normalen stationären Bereich ist es offenbar so, dass Zeitarbeiter je nach ihren individuellen Fähigkeiten in den ersten Tagen eingesetzt werden. So arbeiten Pflegekräfte die länger eingesetzt werden durchaus wie Mitarbeiter der Stammbelegschaft und werden auch dementsprechend wertgeschätzt. Im Falle eines kurzen Einsatzes werden trotz guter Qualifikationen allerdings häufig noch Tätigkeiten eines Pflegehelfers übernommen. Dabei kompensieren Zeitarbeiter in erster Linie Personalausfälle, ersetzen jedoch auch fehlende Stellen und entlasten Mitarbeiter im Bereich der Arbeitgeberverpflichtungen wie beispielsweise beim Überstundenabbau (vgl. Bräutigam et al. 2010, S. 22)

Motive für Fachabteilungen

Da in Fachabteilungen wie der Intensivstationen oder dem OP-Bereich nicht die Möglichkeit besteht, Personal anderer Stationen hinzuzuziehen, weil dieses schlichtweg nicht die nötigen Qualifikationen besitzt, um in diesen Bereichen tätig sein zu können, besteht hier noch eher die Gefahr, eine Aufrechterhaltung des Stationsbetriebes nicht ermöglichen zu können. Somit wird in diesen Abteilungen schneller auf entsprechend ausgebildete Leiharbeiter zurückgegriffen (vgl. ebd., S. 23).

Da Unternehmen selbstverständlich bestrebt sind ihre Pflegeteams in Fachabteilungen mit gutem, qualifizierten Stammpersonal zu besetzen, jedoch oftmals die nötigen Bewerber fehlen, wird versucht durch Personalüberlassung freie Stellen in der Stammbelegschaft zu besetzen. Hier wird das Instrument „Zeitarbeit", wie oben bereits ausgeführt, als eine Art zusätzlicher Personalpool genutzt, um flexibel auf Personalausfälle reagieren zu können. Ein weiterer Vorteil für die Entleihbetriebe ist dabei, dass Pflegekräfte von Leiharbeitsunternehmen keinerlei Einarbeitung bedürfen und somit umgehend am Stationsbetrieb als eigenständige Pflegekraft teilnehmen können. Aufwand und Kosten für eine Personalsuche samt Einarbeitung fallen somit weg (vgl. ebd., S. 23ff).

4.4. Motive für Zeitarbeitsfirmen

Die Unternehmen der Personalüberlassung bilden das Bindeglied zwischen Zeitarbeitnehmer und dem jeweiligen Kundenbetrieb. Dabei ist die oberste Priorität der Personalvermittler zumeist, den eigenen Unternehmensgewinn zu maximieren und sich am Markt durchzusetzen. Dabei gibt es sowohl Unternehmen die sich auf eine bestimmte Berufsgruppe, wie beispielsweise die Pflege, spezialisiert haben, als auch Firmen die mehrere Branchen bedienen.

Doch auch hier wird der zunehmende Personalmangel im Gesundheitswesen bemerkbar. Zeitarbeitsfirmen beginnen, sich Personal gegenseitig abzuwerben. Um dies zu vermeiden, werden mittlerweile vertragliche Ausstiegsklauseln festgelegt und sogar Auszubildende mit Bonuszahlungen gelockt. Diverse Unternehmen planen bereits selber Pflegekräfte auszubilden, auch um diese frühzeitig anzuwerben (vgl. Bräutigam et al. 2010, S. 24ff).

4.5. Motive für Pflegekräfte, in Zeitarbeitsunternehmen zu arbeiten

Im Gegensatz zu den einzelnen Unternehmen gibt es hier keinen bestimmten Typus oder ein Muster, dass zeigt, warum Pflegekräfte sich bei Personaldienstleistungsunternehmen bewerben. Die Beweggründe für die Arbeitnehmer sind dabei sehr unterschiedlich. Viele Pflegekräfte sehen die Chance, über die Leiharbeit eine Festanstellung in einem Klinikum oder Altenheim zu erlangen. Des Weiteren geben Zeitarbeitsfirmen die Möglichkeit, durch Einsätze in unterschiedlichen Unternehmen Erfahrungen und einen Einblick in die unterschiedlichen Organisationen zu gewinnen.
Manche Pflegekräfte nutzen ein Beschäftigungsverhältnis mit einem Leiharbeitsunternehmen auch, um gewisse Phasen in ihrem Leben zu überbrücken, ohne erwerbslos zu sein. Ein Beispiel hierfür kann das Planen einer Selbstständigkeit sein. Attraktiv wird Zeitarbeit zudem aufgrund höherer Flexibilität. Sowohl Arbeitszeiten, Gehalt, als auch Einsatzorte und Tätigkeitsfelder sind hier verhandelbar. Dies ist für viele Pflegekräfte ein großer Anreiz.
Ferner identifizieren sich Pflegekräfte der Leiharbeit anders mit den Unternehmen in denen sie eingesetzt werden, als die Stammbelegschaft. Die Distanz zwischen ihnen und der Organisation ist hier weit größer. Somit werden negative Strukturen innerhalb des Unternehmens nicht so kritisch gewertet, da sich Leiharbeiter auf Grund der zeitlichen Determination ihres Einsatzes weniger mit dieser Thematik auseinander setzen müssen (vgl. ebd., S. 25ff).

4.6. Die tarifliche Situation in der Zeitarbeit

Wie bereits beschrieben, regelt das Arbeitnehmerüberlassungsgesetz den gesetzlichen Rahmen der Leiharbeit. Dies beinhaltet auch die tariflichen Grundlagen. Nach §§ 3 Abs. 1 Nr. 3, 9 Nr. 2 ist festgelegt, dass sich die Arbeitsbedingungen eines Leiharbeiters samt seines Arbeitsentgeltes während der Überlassungsdauern nicht von denen eines Arbeitnehmers des jeweiligen Kundenbetriebes unterscheiden dürfen. Durch Tarifverträge kann jedoch von diesen Vorgaben abgewichen werden. Diverse Einschränkungen des AÜG und die Forderung der Tarifautonomie führten letztlich dazu, dass alle Zeitarbeitsfirmen samt ihrer Beschäftigten einem Tarifvertrag unterliegen. Als Tarifpartner gelten sowohl Tarifgemeinschaften verschiedener Gewerkschaften, als auch Arbeitgeberverbände, welche sich hinsichtlich ihrer Vergütungen als auch Rahmenbedingungen unterscheiden. (siehe Abbildung 1). Zudem gibt es diverse hauseigene Tarife, die im Laufe der Jahre entstanden sind (vgl. Rieble et al. 2009, S. 35ff). Die Tarife der Zeitarbeit sollen an dieser Stelle dargestellt werden.

- BZA-DGB-Tarifgemeinschaft zwischen dem Zeitarbeit-Personal-Dienstleistungen e.V. und dem Deutschen Gewerkschaftsbund.
- DGB Tarifwerk zwischen dem Interessenverband deutscher Zeitarbeitsunternehmen e.V. (IGZ) und dem DGB
- Arbeitnehmerverband mittelständischer Personaldienstleister (AMP)
- Tarifgemeinschaf Zeitarbeitsunternehmen im Bundesverband deutscher Dienstleistungsunternehmen (BVD)
- Haustarife, die sich auf die jeweilige Berufsgruppe spezialisiert haben (vgl. ebd. S. 36)

Vergleicht man nun die Tarife der Arbeitnehmerüberlassung mit denen des öffentlichen Dienstes, ergeben sich teils erhebliche Unterschiede. Viele Leiharbeiter gaben zwar an, dass es oftmals keine großen Unterschiede zu den Verträgen der versicherungspflichtigen Festanstellungen gibt. Das Grundgehalt der Tarife der Leiharbeitsunternehmen fällt im Vergleich zum TVöD zwar niedriger aus, allerdings zeigt sich, dass durch diverse Zulagen dieser Unterschied wieder ausgeglichen werden kann, womit für Pflegekräfte ein zusätzlicher Anreiz besteht, sich für ein Beschäftigungsverhältnis mit einer Zeitarbeitsfirma zu entscheiden. Dennoch gibt es auch Unterschiede innerhalb der jeweiligen Tarifgruppen der Personalüberlassung. Zudem ist festzustellen, dass sich mit steigender Berufserfahrung der Gehaltsunterschied zwischen den Tarifen vergrößert, da dies kein Kriterium ist, für das Leiharbeitsunternehmen zusätzliche finanzielle Zuschläge anbieten können, während Pflegekräfte die nach TVöD bezahlt werden, mit zunehmendem Berufsalter in den Lohnkategorien ihres Tarifes aufsteigen und somit einen höheren Bruttolohn erhalten können. Einen weiteren Unterschied stellt der Vergleich der Urlaubsregelung der jeweiligen Tarife dar. Die Anzahl der Urlaubstage im TVöD wird mit zunehmenden Alter des Arbeitnehmers erhöht. Bei den Tarifgruppen der Leiharbeit hingegen richtet sich die Anzahl dieser Tage nach Dauer der Betriebszugehörigkeit (vgl. Bräutigam et al., S.27ff).

4.7. Auswirkungen der Zeitarbeit auf die Pflege

Grundsätzlich ist der Effekt von Zeitarbeit auf die Pflege nur schwer messbar. Es sind mehrere Aspekte zu diskutieren, wie sich das Einsetzen von Leiharbeitern auf die Pflege auswirkt. Grundsätzlich können sich bei der Entleihung von Arbeitskräften sowohl für den Kundenbetrieb als auch für den Zeitarbeiter sowohl Vor- als auch Nachteile ergeben (vgl. Arbeitnehmerkammer Bremen 2011, S. 40).

Vorteile durch die Nutzung von Zeitarbeit in der Pflege

Die Entlastung des Pflegepersonals und die Aufrechterhaltung des Stationsbetriebes durch das Einsetzen von Zeitarbeitern im Falle eines Personalmangels gelten als die wichtigsten Faktoren in Hinblick auf den positiven Nutzen dieser Beschäftigungsform. Die Alternative zur Leiharbeit würde darin bestehen, überhaupt keine Hilfe zu bekommen. Daher wird diese Beschäftigungsform oftmals billigend in Kauf genommen (vgl. ebd., S. 34). Als positiv wird zudem gesehen, dass Zeitarbeiter oftmals weniger gestresst wirken, da sie nicht dem permanenten Druck innerhalb des Unternehmens ausgesetzt sind (vgl. Bräutigam et al. 2010, S. 29ff).

Nachteile durch die Nutzung von Zeitarbeit in der Pflege

Mängel in der Versorgung zeichnen sich beispielsweise bei Kurzeinsätzen der Zeitarbeiter ab. Ein häufiger Wechsel des Pflegepersonals wirkt sich negativ auf die Versorgungsqualität der Patienten aus, da dieser Mangel an Kontinuität von ihnen als belastend wahrgenommen wird. Da bei kurzen Einsätzen oftmals keine intensive Einarbeitung erfolgen kann, da die zeitlichen und personellen Ressourcen nicht gegeben sind, kennen Leiharbeiter anfänglich oftmals noch nicht die speziellen Gegebenheiten wie Abläufe und räumliche Strukturen einer Station, was ihnen das Arbeiten zusätzlich erschwert. Als weiteres Problem gilt das Aushelfen von Leiharbeitern auf anderen Stationen innerhalb des Entleihbetriebes. Hierbei entstehen Unterschiede in den Qualifikationsanforderungen, welche das Unternehmen anfangs an die Zeitarbeitsfirma stellte. Somit ist der Einsatzort nicht mehr auf die jeweiligen Qualitäten der Pflegekraft abgestimmt. Die Folge kann eine negative Auswirkung auf den pflegerischen Versorgungsprozess sein (vgl. Bräutigam et al. 2010, S. 29ff). Hieraus begründen sich die Probleme im pflegerischen Alltag. Behinderung der stationseigenen Prozesse sowie Fehler sind die logische Schlussfolgerung. Zudem hat das Einsetzen von Zeitarbeitern eine negative Auswirkung auf die Stammbelegschaft der jeweiligen Gesundheitseinrichtungen. So wird beispielsweise der Wert ihrer Arbeit in Frage gestellt. Dies führt dazu, dass Pflegekräfte sich austauschbar fühlen (Arbeitnehmerkammer Bremen 2011, S. 41).

Die Qualität der Zeitarbeit in der Pflege

Die Qualität der Zeitarbeiter ist oftmals abhängig von ihrer jeweiligen Qualifikation. Dennoch ist auffällig, dass auch dies sehr unterschiedlich von den Entleihbetrieben wahrgenommen wird. So wird die Arbeitsqualität von Pflegekräften mit einem hohen Maß an Erfahrung und Qualifikation teilweise als schlecht beurteilt. Im Allgemeinen ist jedoch davon auszugehen, dass bei einem hohen Qualifikationsniveau der Zeitarbeiter kein Versorgungsdefizit am Patienten entsteht. Dies ist natürlich auch abhängig vom jeweiligen Einsatzort. Abteilungen mit immer wiederkehrenden Abläufen oder Standardprozessen werden als optimal für einen Einsatz von Leiharbeitern angesehen. Der Operationsbereich, die Intensivstation oder die Endoskopie wären hierfür gute Beispiele. Dennoch ist es Zeitarbeitsfirmen oftmals von vornherein nicht möglich, Stationen mit speziellen Ansprüchen einen Zeitarbeiter mit passenden

Qualifikationen bereitzustellen. In solchen Fällen ist bei der Besetzung der Stellen durch Zeitarbeiter durchaus von Mängeln der Einsatzqualität auszugehen (vgl. Bräutigam et al. 2010, S. 29ff)

Abschließend ist festzustellen, dass die Pflegequalität der Leiharbeiter abhängig von deren Erfahrungen und Qualifikationen in Verbindung mit den Gegebenheiten des jeweiligen Einsatzortes ist. Stimmen diese Kriterien überein, wird nicht von einem Versorgungsdefizit ausgegangen. Im klinischen Alltag kann diese ideale Situation jedoch nicht immer erreicht werden (vgl. Bräutigam et al. 2010, S. 30).

5. Entwicklungstendenzen

Im Folgenden Kapitel soll nun dargestellt werden, wie sich die Entwicklung der Zeitarbeit in der Pflege innerhalb der nächsten Jahre darstellen könnte.

Aus Sicht der Gesundheitsberufe

Im Vergleich zu industriellen Berufsgruppen ist Zeitarbeit im Gesundheitswesen noch nicht stark verbreitet (vgl. Bundesagentur für Arbeit 2017, S. 9). Aufgrund der demografischen Entwicklung wird jedoch vermutet, dass in den nächsten 15 Jahren über 250.000 Fachkräfte in deutschen Gesundheitseinrichtungen fehlen werden (siehe Abbildung 10). Zu diesem Ergebnis kam das Institut für Arbeit und Technik in Gelsenkirchen (vgl. Bräutigam et al. 2015).

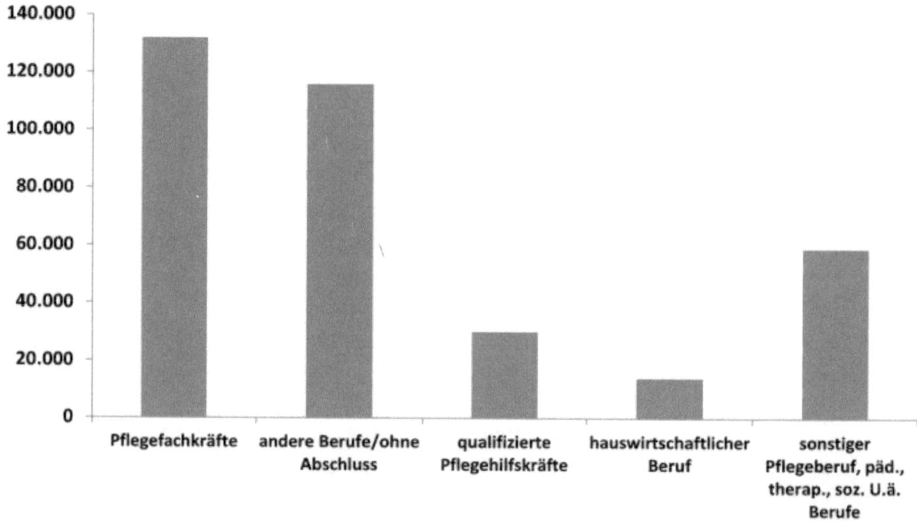

Abb. 10: Personalbedarf in den Gesundheitsberufen bis 2030 (Bräutigam et al. 2015)

Aufgrund des steigenden Mangels an Pflegepersonal ist es eine logische Schlussfolgerung, dass Zeitarbeitnehmer auch in Zukunft eine Alternative zur Stammbelegschaft in dieser Berufsgruppe sein werden (vgl. Arbeitnehmerkammer Bremen 2011, S. 29). Dabei wird das Problem des Pflegenotstandes jedoch nicht behoben. Durch das Nutzen von Zeitarbeitern kann lediglich übergangsweise auf Personalbedarf in den Gesundheitseinrichtungen reagiert werden (vgl. ebd.). Außerdem gilt es die Rahmenbedingungen für den Einsatz von Zeitarbeitern im Gesundheitswesen zu optimieren. So sollten die Qualifikationen der Arbeitnehmer an die Anforderungen der jeweiligen Unternehmen angepasst werden. Zudem sollte eine Einarbeitung erfolgen, die den Zeitarbeitern Kenntnisse und Orientierung hinsichtlich der stationseigenen Gegebenheiten verleiht (vgl. Bräutigam et al. 2010, S. 33). Auch wenn der Arbeitnehmerüberlassung die Möglichkeit zugesprochen wird, Pflegepersonal flexibler einsetzen zu können, leidet die Branche selbst unter dem weiter anhaltenden Fachkräftemangel. Viele Stellen der Personalanbieter sind unbesetzt. Somit müssen Entleihbetriebe, genauso wie alle anderen Einrichtungen des Gesundheitswesens, in Zukunft auf diese Situation reagieren und Strategien erarbeiten, um professionelle Pflege in Deutschland ermöglichen zu können (vgl. Bouncken et al. 2013, S. 201).

Aus rechtlicher Sicht

Des Weiteren gilt es, die Rahmenbedingen dieser Branche zu optimieren. Das Verhältnis zwischen dem Absichern der Arbeitnehmern und der gleichzeitigen Flexibilitätserhaltung der Entleihbetriebe steht immer wieder in der Kritik. Auch die Tarife der Zeitarbeit werfen weiter Fragen auf. So liegt das Grundgehalt der Leiharbeiter noch immer unter dem der sozialversicherungspflichtigen Arbeitnehmer. Dieses Defizit muss weiterhin ausgeglichen werden. Zudem gilt es, diese Branche vor Missbrauch zu schützen. So werden beispielsweise noch immer Scheinverträge abgeschlossen (vgl. Absenger et al. 2016).

Aus Sicht der Forschung

Auch wenn Leiharbeit bereits über mehrere Jahre im Bereich der Pflege eingesetzt wird, befindet sich die Forschung in diesem Bereich erst am Anfang. Aus diesem Grund gilt es, auch in Zukunft weiterhin Fragen in Bezug auf die Zeitarbeit nachzugehen und empirische Ergebnisse zu erstellen. Beispiele hierfür sind die Gründe, weshalb Pflegepersonal für Zeitarbeitsfirmen tätig sein will. Eine weitere Frage die es zu erklären gilt ist, in welcher Hinsicht Unternehmen des Gesundheitswesens auf den dynamischen Anstieg der Personalüberlassung reagieren können. Außerdem besteht weiterhin die grundsätzliche Frage, ob Zeitarbeit tatsächlich die Personalprobleme in der Pflege lösen kann, oder diese nur verschiebt und somit der Grund für den Mangel an Pflegekräften bleibt. Ergebnisse auf diese Fragen können sich möglicherweise auf die Zahlen der Zeitarbeit im Gesundheitswesen auswirken (vgl. Bräutigam et al. 2010, S. 36).

Aus ökonomischer Sicht

Um am Markt bestehen zu können, müssen sich Zeitarbeitsfirmen auch aus wirtschaftlicher Sicht permanent weiterentwickeln. Ein Beispiel hierfür kann das Nutzen moderner Medien sein. Ein zukunftsorientiertes Modell, welches das Image und die Flexibilität der Leiharbeit nochmals aufbessern soll, ist beispielsweise „Emarkt Zeitarbeit“. Da Transaktionen zwischen Personaldienstleister und den Einrichtungen in der Regel zusätzliche Bearbeitungskosten mit sich tragen, sollen diese Unternehmungen zukünftig auf Basis einer elektronischen Plattform abgewickelt werden. Aufgrund der finanziellen Einsparungen soll so außerdem eine Erhöhung des Bruttolohns der Leiharbeiter erreicht werden. Eine gleichgestellte Vergütung der „neuen“ und „alten“ Bundesländer ist hierbei ein weiteres Ziel. Dieses Projekt wurde im Rahmen des Programms „Forschung an Hochschulen“ der Deutschen Bundesregierung von der FOM Hochschule durchgeführt und soll eine weitere Entwicklungsmöglichkeit für die Zeitarbeit darstellen (vgl. Büttner et al., 2013, S. 7).

6. Schlussfolgerung

Im Rahmen dieser Arbeit wurde mit Hilfe einer ausführlichen Literatur- und Internetrecherche ein Überblick über den aktuellen Stand und die Nutzung von Zeitarbeit in der Pflege erlangt. In diesem Abschnitt soll letztlich ein Resümee der hier dargestellten Fakten erfolgen.

Grundsätzlich unterscheidet sich Personalüberlassung von regulären Beschäftigungsverhältnissen durch die charakteristische Dreiecksbeziehung zwischen Zeitarbeitsunternehmen, Zeitarbeiter und Entleihbetrieb. So wird die vom Arbeitnehmer verrichtete Tätigkeit nicht im eigenen Unternehmen ausgeführt, sondern in einem Kundenunternehmen. Gesetzlich geregelt wird die Personaldienstleistung dabei vom Arbeitnehmerüberlassungsgesetz. Das Ziel dieser Gesetzgebung ist es, den Zeitarbeitern Sicherheit zu gewährleisten und die Arbeitnehmerüberlassung vor Missbrauch zu schützen. Gleichzeitig soll den Entleihbetrieben jedoch Flexibilität im Personalwesen ermöglicht werden. Im Laufe der Jahre wurde diese Gesetzgebung jedoch immer wieder erneuert und steht permanent in der Kritik. Daher wird der Zeitarbeit aus arbeitnehmerrechtlichen und finanziellen Gründen der Ruf der modernen Sklaverei nachgesagt.

Die Ergebnisse dieser Arbeit zeigen, dass der Anteil von Zeitarbeitern im Gesundheitswesen noch sehr gering ist. Dennoch wird gerade in den letzten Jahren ein dynamischer Anstieg dieser Branche deutlich. Dabei ist die Anzahl von Leiharbeitern im Gesundheitswesen seit 2003 bereits um das Fünffache angestiegen. Auch für die nächsten Jahre ist eine weiter ansteigende Tendenz vorherzusagen. Festzustellen ist, dass Zeitarbeiter im Gesundheitswesen im Gegensatz zu anderen Berufsgruppen überwiegend weiblich sind. Bei der Verteilung der Zeitarbeiter auf die einzelnen Bundesländer sind grundsätzliche Unterschiede zu vermerken. Hier wird deutlich, dass gerade in Ballungsgebieten diese Beschäftigungsform sehr häufig genutzt wird.

Die Gründe für die Nutzung von Zeitarbeitern sind vielseitig, lassen sich jedoch besonders auf Reformen wie die Hartz-Gesetze zurückführen. Doch auch Auswirkungen wie die Wirtschaftskrise spiegeln sich im Verlauf dieser Branche deutlich wider. Hauptgrund für die hohe Nutzung von Zeitarbeitern in der Pflege ist jedoch der anhaltende Personalmangel im ambulanten und stationären Sektor. Aufgrund demografischer Faktoren werden die Menschen immer älter, die Geburtenrate sinkt

jedoch. Eine Folge ist die Zunahme an pflegebedürftigen Menschen. Gleichzeitig fehlen im Pflegeberuf junge Menschen als potentielle Nachfolger. Zudem werden Personalstellen aus wirtschaftlichem Gründen abgebaut. All diese Faktoren führen zu einem Pflegenotstand in der Bundesrepublik Deutschland. Da diese dünne Personaldecke dafür sorgt, dass bei kurzfristigen Personalausfällen die Aufrechterhaltung des Stationsbetriebes gefährdet ist und die Stammbelegschaft bereits an ihre Belastungsgrenze stößt, nutzen Gesundheitseinrichtungen das Instrument Zeitarbeit, um die Personallücken zu füllen. Zeitarbeit dient den Einrichtungen im Gesundheitswesen, um flexibel auf kurzfristige Personalausfälle oder sogar langfristigen Fachkräftemangel regieren zu können. Dadurch übernimmt die Leiharbeit in der Pflege eine Art Feuerwehrfunktion, die in vielen Bereichen des Personalwesens aushilft. Dennoch hilft die Arbeitnehmerüberlassung in den Gesundheitsberufen lediglich, kurzzeitige Personalausfälle beheben zu können, nicht aber das Problem des Fachkräftemangels zu beseitigen.
Sicher ist auch, dass Zeitarbeiter in der Pflege längst nicht mehr eingesetzt werden, um lediglich Arbeitsspitzen oder Krankheitsausfälle zu überbrücken. Sie werden mittlerweile genutzt um Überstundenberge der Stammbelegschaft abzubauen oder sogar den Stationsbetrieb aufrecht zu erhalten, ohne zusätzliche Betten sperren zu müssen. Da Leiharbeiter im Gegensatz zu fest angestellten Fachkräften nicht im Krankheitsfall bezahlt und auch nur bei Bedarf eingesetzt werden, ist es für Unternehmen sogar möglich, durch Nutzen von Leiharbeit Kosten einzusparen. Gleichzeitig dient die Arbeitnehmerüberlassung den Entleihbetrieben des Gesundheitswesens das gesuchte und benötigte Fachpersonal zu finden, welches dringlich benötigt wird. So werden Leiharbeiter nach ihrem Einsatz eventuell im Unternehmen fest angestellt.
Zeitarbeiter werden in der Pflege unterschiedlich eingesetzt. So gibt es beispielsweise verschiedene Typen von Personaldienstleistern, welche sich in ihren Strukturen und Voraussetzungen unterscheiden und auf bestimmte Bereiche spezialisiert haben. Auch tarifliche Unterschiede sind zu vermerken. Festzustellen ist dabei, dass Pflegekräfte in den Tarifgruppen der Personalüberlassung einen geringeren Bruttolohn erhalten, als es im TVöD der Fall ist. Zeitarbeitsunternehmen versuchen jedoch, diese Differenz durch finanzielle Zuschläge auszugleichen, was gerade Berufsan-

fängern einen Grund gibt, sich für ein Arbeitsverhältnis in dieser Branche zu entscheiden.

Zeitarbeit scheint sich auf dem Markt etabliert zu haben, auch wenn weiterhin der Ruf besteht, Zeitarbeiter seien unqualifiziert und wären nicht fähig, in einem normalen Beschäftigungsverhältnis zu arbeiten. Dennoch hat sich Zeitarbeit selbst für hochqualifizierte Pflegekräfte als Alternative zur festen Anstellung in einem Krankenhaus oder Pflegeheim entwickelt. Dabei haben Pflegekräfte selber unterschiedliche Gründe für ein Personaldienstleistungsunternehmen zu arbeiten. Als Beispiele gelten hier die Erweiterung des eigenen Erfahrungsspektrums oder das Nutzen der flexiblen Arbeitsplatzgestaltung durch die Zeitarbeitsfirma.

Von großer Bedeutung ist in diesem Zusammenhang, dass ein Qualitätsverlust in der Pflege durch das Einsetzen von Leiharbeitern nicht zwangsläufig zu erkennen ist. Stimmen die Qualifikation der zu verleihenden Pflegefachkraft mit den Anforderungen der jeweiligen Einsatzstation überein, gibt es keine Defizite in der Versorgungsqualität des Patienten. Ideal sind in diesem Fall Fachabteilungen mit standardisierten Abläufen. Dennoch ergeben Befragungen, dass besonders Kurzeinsätze von Zeitarbeitern problematisch gesehen werden. Aus Sicht der Patienten ergibt sich so ein permanenter Wechsel des betreuenden Personals, was als stressig empfunden wird. Gleichzeitig geben Pflegekräfte an, dass im Rahmen solcher kurzzeitigen Beschäftigungen ein Zurechtfinden auf Station nur schwer möglich sei.

Der Zeitarbeit stehen in Zukunft viele Türen offen. Der anhaltende oder sogar steigende Fachkräftemangel in der Pflege fordert weiterhin Flexibilität im Personalmanagement der Unternehmen. Die Branche selbst entwickelt sich stets weiter. So wird beispielsweise das Nutzen einer virtuellen Transaktionsplattform als zukünftige Optimierung angesehen. Grundsätzlich gilt es jedoch, dieses Thema aus wissenschaftlicher Sicht noch eindringlicher zu erforschen. Verbesserungsbedarf besteht zudem auf dem Feld der rechtlichen Rahmenbedingungen.

7 Literaturverzeichnis

Absenger, Nadine; Priebe, Andreas; Baumann, Helge; Amlinger, Marc; Brehmer, Wolfram; Schulze Buschoff, Karin; Seikel, Daniel; Schulte, Thorsten; Kleinknecht, Albrecht (2016): Neue Analyse - Leiharbeit und Werkverträge: Gesetzentwurf der Bundesregierung hat Schwächen. Düsseldorf: Setzkasten GmbH.

Bleich, Torsten; Schrage, Horst; Wrede. Martin (2008): Chancen durch Zeitarbeit – Empirische Ergebnisse einer Unternehmensbefragung der IHK Hannover. Hannover: IHK Hannover.

Bouncken, Ricarda; Bornewasser, Manfred (2012): Praxishandbuch Zeitarbeit - Perspektiven, Chancen, Risiken. Eschborn: AWV-Verlag Eschborn.

Bouncken, Rickarda B.; Bornewasser Manfred; Bellmann, Lutz (2013): Neue Herausforderungen in der Zeitarbeit. München: Rainer Hampp Verlag.

Bräutigam, Christoph; Dahlbeck, Elke; Enste, Peter; Evans, Michael; Hilbert; Josef (2010): Das letzte Mittel? Leiharbeit in der Pflege. Institut Arbeit und Technik der Hochschule Gelsenkirchen. Forschung Aktuell 10/2010. Online verfügbar unter: http://www.iat.eu/forschung-aktuell /2010/fa2010-10.pdf (zuletzt geprüft am: 03.07.2017).

Bräutigam, Christoph; Dahlbeck, Elke; Enste, Peter; Evans, Michael; Hilbert. Josef (2010): Flexibilisierung und Leiharbeit in der Pflege. Düsseldorf. Online verfügbar unter: http://www.boeckler.de/8014.html. (zuletzt geprüft am: 03.07.2017).

Bräutigam, Christoph; Evans, Michael; Hilbert; Josef (2015): Personallücke in der Versorgung Pflegebedürftiger. Online verfügbar unter: www.iatge.de. (zuletzt geprüft am: 03.07.2017).

Büttner, Ricardo; Dahmen, Hans; Daxenberger, Barbara; Landes, Jürgen; Pennartz, Stefan; Wösle, Christian (2013): Abschlussprojekt zum Forschungsprojekt

Entwicklung einer elektronischen Marktplattform für Zeitarbeitskräfte zur Förderung von Beschäftigung und Wertschätzung (Emarkt Zeitarbeit). München: Institut für Management & Information Systems FOM Hochschule.

Bundesagentur für Arbeit (2017): Blickpunkt Arbeitsmarkt- Aktuelle Entwicklungen der Zeitarbeit. Nürnberg. Online verfügbar unter: https://statistik.arbeitsagentur.de /Statischer-Content/Arbeitsmarkt-berichte/Branchen-Berufe/generische-Publikationen /Arbeitsmarkt-Deutschland-Zeitarbeit-Aktuelle-Entwicklung.pdf. (zuletzt geprüft: am 03.07.2017).

Bundesregierung (2016): Bundesrat hat zugestimmt – Mehr Rechte für Leiharbeiter. Online verfügbar unter: https://www.bundesregierung.de/ SiteGlobals/Forms/Webs/Breg/Suche/DE/Suche_Solr_Servicesuche_Formular.html? nn=738278&resourceId=709528&input_=738278&pageLocale=de&templateQueryString=bundesrat+hat+zugestimmt+leiharbeit&submit.x=0&submit.y=0 (zuletzt geprüft am: 28.06.2017).

Burda, Michael C.; Kvasnicka, Michael (2005): Zeitarbeit in Deutschland. Trends und Perspektiven. Berlin: Institut für Wirtschaftstheorie II, Wirtschaftswissenschaftliche Fakultät, Humboldt-Universität zu Berlin. Online verfügbar unter: http://sfb649.wiwi.hu-berlin.de/papers/pdf/ SFB649DP2005-048.pdf (zuletzt geprüft am 14.06.2012).

Crimmann, Andreas; Ziegler, Kerstin; Ellguth, Peter; Kohaut, Susanne; Lehmer, Florian: Forschungsbericht zum Thema „Arbeitnehmer-überlassung". Institut für Arbeitsmarkt- und Berufsforschung,im Auftrag des Bundesministeriums für Arbeit und Soziales, Nürnberg, 2009.

Dinges, Andreas; Franken, Heide; Breucker, Georg; Calasan, Vera; Speidel, Christian (2011): Zukunft Zeitarbeit: Perspektiven für Wirtschaft und Gesellschaft. Heidelberg: Springer-Verlag.

Herrmann, Tanja (2009): Schaffung von Arbeitsplätzen durch Leiharbeit? Die Änderung im Arbeitnehmerüberlassungsgesetz durch „Hartz 1“ und ihre Auswirkungen. Hamburg: Verlag Dr. Kovac.

Isfort, Michael; Weidner, Frank; Neuhaus, Andrea; Kraus, Sebastian; Köster, Veit-Henning; Gehlen, Danny (2010): Pflege-Thermometer 2009. Eine bundesweite Befragung von Pflegekräften zur Situation der Pflege und Patientenversorgung im Krankenhaus. Herausgegeben von: Deutsches Institut für angewandte Pflegeforschung e.V. (dip), Köln. Online verfügbar unter http://www.dip.de, zuletzt geprüft am: 03.07.2017.

Klöpper, Arne (2011): Leiharbeit in der Pflege - Verbreitung, Einsatzformen und Gestaltungsmöglichkeiten von Leiharbeit in der stationären Pflege im Land Bremen. Arbeitnehmerkammer Bremen. (online verfügbar, zuletzt geprüft am: 03.07.2017).

Miegel, Meinhard; Wahl, Stefanie; Schulte, Martin (2007): Die Rolle der Zeitarbeit in einem sich ändernden Arbeitsmarkt. Bonn: Institut für Wissenschaft und Gesellschaft Bonn e.V. Online verfügbar unter: http://www.ssoar.info/ssoar/bitstream /handle/document/35030/ssoar-2007-miegel_et_al-Die_Rolle_der_Zeitarbeit_in.pdf? sequence=1.(zuletzt geprüft am: 03.07.2017).

Reinsch, Julia (2008): Das Rechtsverhältnis zwischen Entleiher und Leiharbeitnehmer. Baden Baden: Namos Verlagsgesellschaft.

Rieble, Volker; Junker, Abbo; Giesen, Richard (2009): Zukunft der Zeitarbeit. München: AZ Druck und Datentechnik GmbH.

Seifert, Hartmut; Brehmer, Wolfram: Leiharbeit: Funktionswandel einer flexiblen Beschäftigungsform. In: WSI-Mitteilungen. 6/2008. Düsseldorf S. 335-341.

Simon, Michael (2015): Unterbesetzung und Personalmehrbedarf im Pflegedienst der allgemeinen Krankenhäuser - Eine Schätzung auf Grundlage verfügbarer Daten. Hannover: Hochschule Hannover. Online verfügbar unter:

http://www.deutscher-pflegerat.de/Fachinformationen /Simon-2015-Unterbesetzung-und-Personalmehrbedarf-im-Pflegedienst-2.pdf. (zuletzt geprüft am: 03.07.2017).

Statistisches Bundesamt (2017): Pflegestatistik 2015 – Pflege im Rahmen der Pflegeversicherung. Wiesbaden. Online verfügbar unter: https://www.destatis.de/DE/Publikationen/Thematisch/Gesundheit/Pflege/PflegeDeutschlandergebnisse5224001159004.pdf?__blob=publicationFile. (zuletzt geprüft am: 03.07.2017).

Statistisches Bundesamt (2017): Gesundheitspersonal. Online verfügbar unter: https://www.destatis.de/DE/ZahlenFakten/GesellschaftStaat/Gesundheit/Gesundheitspersonal/Tabellen/Beschaeftigte.html. (zuletzt geprüft am: 03.07.17)

Statistisches Bundesamt (2012): Zahl der Woche: 86% der Pflegekräfte in Krankenhäusern sind weiblich. Online verfügbar unter: https://www.destatis.de/DE/PresseService/Presse/Pressemitteilungen/zdw/2012/PD12_010_p002pdf.pdf?__blob=publicationFile (zuletzt geprüft am: 30.06.2017).

Statistisches Bundesamt (2010): Demografischer Wandel in Deutschland – Auswirkungen auf Krankenhausbehandlungen und Pflegebedürftige im Bund und in den Ländern. Online verfügbar unter: destatis.de (zuletzt geprüft am: 23.06.2017).